THÉRAPEUTIQUE

RATIONNELLE ET EXPÉRIMENTALE

DE LA

MALADIE DE BRIGHT

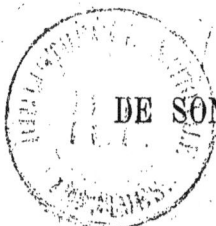

DÉDUITE DE SA NATURE
DE SON ÉVOLUTION ET DE SES CAUSES

PAR LE DOCTEUR BEUGNIES-CORBEAU

DE SAINT-MICHEL (Aisne)

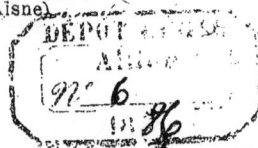

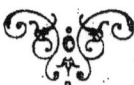

VICHY
IMPRIMERIE WALLON

1886.

THÉRAPEUTIQUE

RATIONNELLE ET EXPÉRIMENTALE

DE LA

MALADIE DE BRIGHT

DÉDUITE DE SA NATURE
DE SON ÉVOLUTION ET DE SES CAUSES

Par le Docteur BEUGNIES-CORBEAU

DE SAINT-MICHEL (Aisne)

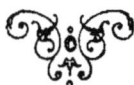

VICHY
IMPRIMERIE WALLON
—
1886.

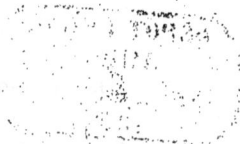

THÉRAPEUTIQUE RATIONNELLE ET EXPÉRIMENTALE

DE LA

MALADIE DE BRIGHT

DÉDUITE DE SA NATURE, DE SON ÉVOLUTION ET DE SES CAUSES

La publication que j'ai faite, ici même (1), l'hiver dernier, sur les Albumines, m'a valu un témoignage qui m'honore entre tous. Avec une courtoisie qui me laisse à la fois confus et charmé, le professeur Semmola, de Naples, me complimente des quelques notions nouvelles dont je me suis fait le porte-voix dans ce journal, mais il ajoute qu'en parlant de ses travaux j'ai commis certains lapsus de forme et me demande de vouloir bien les rectifier. Il en est un que je m'empresse de réparer immédiatement. J'ai résumé à la fin de mon étude un régime diététique emprunté à un clinicien berlinois qui s'en attribuait la paternité absolue. Or, le seul homme qui puisse prétendre à un pareil titre est bien M. Semmola, dont les recherches plus que trentenaires ont appris au monde médical presque tous les progrès accomplis sur cette question, au sortir des mains mêmes de l'éminent observateur. Du reste, le meilleur moyen pour moi de lui rendre en même temps hommage et justice, c'est de donner une analyse de son œuvre où la sagacité clinique le dispute à l'ingéniosité expérimentale. Ce sera au surplus, pour ceux qu'intéresse le problème si ténébreux encore des albuminuries, accomplir une action bonne et utile.

Quel est le criterium clinique du mal de Bright ? Selon les uns, minorité honorable, fidèle encore à la doctrine uniciste de Trousseau, la réponse est fort simple. Toutes les albuminuries *chroniques primitives* ne sont, sous leur diversité apparente, que des modalités du Brightisme. Il suffit donc de rencontrer une albuminurie flanquée des deux épithètes précédentes, pour conclure sans plus au mal de Bright. Cette opinion qui était jadis celle de Lasègue, et que soutiennent encore Wagner, Dieulafoy, Cornil, compte aujourd'hui plus d'adver-

(1) *Revue hebdomadaire de Thérapeutique générale et thermale.*

saires que d'adhérents. Ce qui se dégage en effet, d'une part des écrits du professeur Ranvier, d'autre part des leçons déjà nombreuses du professeur Jaccoud, s'arrange mal avec une pareille confusion. La clinique contemporaine prise en masse, nous semble mettre entre les diverses albuminuries primitives des distances qui tendent plutôt à s'agrandir qu'à se supprimer, avec les études les plus récentes. La première cause de confusion revient aux micrographes, qui d'abord n'ont pu parvenir à s'entendre et ensuite ont paralysé l'enquête clinique en voulant à toute force saisir la signature même de la maladie dans son travail désorganisateur; or l'absence devant le microscope de désordres caractéristiques a rendu les lignes de démarcation indécises, le criterium fuyant. La néphrite parenchymateuse, disent-ils n'existe jamais pure ; atteignant comme l'interstitielle le tissu connectif, pour aboutir au *gros rein blanc*, elle n'est qu'un hybride anatomo-pathologique. Donc, sur le cadavre, pas de signe spécifique d'identité. En est il autrement pendant la vie, et le microscope est il plus révélateur ? Pas davantage. On croyait d'abord posséder, pour déceler le mal de Bright, trois caractères optiques, qui plus tard se réduisirent à deux, puis à un seul, lequel est presque frappé de non-valeur, en ce sens qu'il n'est point permanent ni exclusif. En effet, les CYLINDRES HYALINS des premiers histologistes, et les GRANULO-GRAISSEUX qui ne sont que des hyalins dégénérés, ne constituent, aujourd'hui, selon le sentiment unanime, que des présomptions. Les CYLINDRES GRANULEUX conservent seuls toute leur importance dénonciatrice et sont vraiment pathognomoniques, quand ils existent. Mais précisément parce qu'ils ne représentent qu'un des actes, une des étapes de l'affection, M. Semmola leur conteste la suprématie ancienne. En faire le pivot exclusif de l'albuminurie brightique, c'est égaler faussement la partie au tout et vouloir enfermer tout le drame morbide dans une épisode qui peut se dérober aux yeux parce qu'on arrive trop tôt ou trop tard. Réduire la formule ontologique de la maladie à un seul symptôme, infidèle dans son existence, momentané et difficile à saisir quand il existe, c'est imposer au type clinique des conditions et des limites que la nature ne sanctionne point. Pour embrasser le mal de Bright dans son essence, il faut abandonner les infiniment petits et procéder à coups de vues plus larges, plus hautes. L'entité morbide ne résulte point d'un témoignage univoque, mais d'un faisceau de témoignages dont la plupart, pris isolément, seraient déjà pathognomoniques. Les voici :

1° La cause première, *sine quâ non*, de l'albuminurie brightique est l'occlusion de tout le tégument externe.

2° Dans le mal de Bright, la filtration albumineuse est antérieure en date à toute irritation rénale ;

3° Cette filtration, dès quelle devient continue, entraîne pour l'urée une baisse peu en harmonie avec la perte relativement faible d'albumine ;

4° Le début même de l'albuminurie est marqué par une diffusibilité plus grande du liquide sanguin à travers les membranes animales, diffusibilité qui aboutissant à l'hémophilie peut donner à l'affection comme première manifestation tangible une hémorrhagie quelconque ;

5° La conséquence ultérieure est la migration à travers les parois vivantes de l'albumine, non-seulement dans le liquide urinaire, mais dans les diverses sécrétions normales ou pathologiques, telles que bile, sueurs, salive, etc.

Hâtons-nous de le dire, ce dernier caractère a une importance capitale, car M. Semmola ne l'a jamais trouvé que dans l'albuminurie brightique.

La filiation des symptômes serait telle : Sous l'influence d'un froid momentané ou continu, résultant du passage brusque dans un courant d'air ou du séjour prolongé dans un milieu humide, la respiration cutanée s'entrave, se ralentit, les échanges sont moindres, la peau devenue imperméable comme une carapace, brise les relations de l'organisme avec l'atmosphère ambiante. La conséquence immédiate de ce fait assez mystérieux en lui-même et qu'il est impossible de caractériser plus nettement aujourd'hui, est la diminution de la puissance oxydante du sang. L'énergie des combustions est atteinte dans son principe, les albuminoïdes et souvent les hydrocarbures introduits par l'absorption traversent intacts le torrent circulatoire. Il faut qu'ils sortent alors de ce milieu impuissant à les utiliser. L'albuminurie et sa compagne, la glycosurie, se trouvent engendrées du coup. Du haut de cette conception tous les autres phénomènes se déroulent comme des résultantes nécessaires. C'est d'abord la *diminution de l'urée*. La chauffe organique plus faible doit aboutir à une plus faible quantité de résidus. Nous ne voulons pas affirmer que, du moins à la période initialé, l'appauvrissement porte d'une façon parallèle sur la plupart des autres subtances constituantes de l'urine, mais nous verrons tout à l'heure, qu'à l'étape moyenne de la maladie, tous les déchets sont frappés ensemble. L'albumine mise brusquement en interdit, traverse les glandes rénales, toujours saines d'abord, et n'entraîne aucun produit desquamatoire; par la suite, la continuité du traumatisme désorganise peu à peu les glandes à la manière d'un corps étranger, et la néphrite parenchymateuse évolue avec son cortège de détritus histologiques. Ce n'est souvent qu'à cette période que la maladie se révèle à ceux qui la portent. Aussi les cliniciens, séduits par les recherches morphologiques, ont ils cru longtemps que la chute des épitheliums constituait le début véritable et relativement récent des désordres, alors que des observations plus rigoureuses établissent aujourd'hui sans réplique qu'à ce moment on en est déjà au deuxième acte, le premier insidieux, insaisissable si on n'y songe, s'étant dérobé au malade lui-même, ou au médecin non prévenu. A partir de cette période on voit un à un les autres symptômes venir se placer à leur rang pathologique.

Nous allons reprendre maintenant en détail les jalons énoncés ci-dessus et faire connaître succinctement les expériences de clinique ou de laboratoire que le professeur Semmola leur à consacrés, en même temps que les déductions utiles qui s'en dégagent pour le thérapeute.

I. — OCCLUSION DE LA PEAU.

C'est là une cause toute puissante de Brightisme la seule même, selon l'éminent professeur. Des documents empruntés à diverses sources servent à l'établir.

a. La clinique démontre que les Brightiques, transpirent peu, avec leurs fonctions cutanées languissantes, incomplètes. Elle démontre en outre que guérir un eczéma, une éruption périphérique chez ces malades, c'est leur rendre un service déplorable. Ces deux théorèmes ne sont d'ailleurs que les deux faces de la même question. Pourquoi en effet cette sécheresse de la peau ? Parce que celle-ci, frappée de mort fonctionnelle, est si bien morte en réalité, qu'elle s'altère histologiquement. Survient d'abord sous l'action première du froid une ischémie qui se maintient et progresse plus tard avec la dyscrasie sanguine, pour aboutir à une véritable obstruction qui rend la peau aussi inerte que celle d'un cadavre. Privée de ses deux courants centripète et centrifuge, bouchée dans ses pertuis, elle recouvre le corps d'une cuirasse imperméable, ne jouissant plus que de la vie végétative. Nous n'avons pas à insister sur ce ratatinement et ses caractères spéciaux, qui peuvent être mis en évidence par le microscope. Que cette cuirasse se rouvre par un mécanisme quelconque, soit sous les efforts thérapeutiques, soit par le fait d'une dermatose, l'organisme subit immédiatement une détente favorable, l'albumine mieux comburée baisse dans les émonctoires. S'avise-t-on de boucher la brèche tégumentaire par une thérapeutique maladroite ou ignorante, l'affection mère reprend tous ses ravages. Citons un exemple typique :

« Madame X. âgée de 50 ans, personne très robuste et de bonne santé jusqu'alors, voit survenir chez elle, avec la ménopause, un psoriasis eczémateux, accompagné d'une hypersécrétion fétide, sur divers points du corps. Un premier médecin ayant remarqué une assez forte proportion d'urates dans les urines de la malade, la traita comme graveleuse. Sur les mêmes entrefaites, le professeur Cantani lui trouva une glycosurie atteignant 30 grammes, et non content de la déclarer diabétique, il la soumit à sa méthode de traitement basée sur la diète carnée rigoureuse et l'acide lactique, en même temps qu'il dirigeait une médication astringente sur la peau dont la dermatose disparut en moins de deux mois.

Or voici l'étrange : cette guérison apparente coïncidait avec une aggravation réelle des phénomènes internes. La malade se plaignait davantage. M. Semmola dont elle vint alors prendre les conseils ne découvrit plus chez elle ni glycose ni graviers, mais 12 grammes d'albumine et 14 d'urée pour mille d'urine. En résumé, dit M. Semmola, cette femme n'était ni graveleuse, ni glycosurique, ni surtout brightique. Elle subissait simplement sous l'influence de la ménopause, un retard des combustions. La diète carnée, en substituant l'azote aux fécules, la fermeture du psoriasis en interdisant l'entrée supplémentaire de substances comburantes, avaient fait succéder l'albumine à la glycose. »

Cette vue, d'ailleurs, n'a rien de chimérique. Oui, les diverses dermatoses qui surviennent au cours du brightisme représentent des fonctions compensatrices, salutaires, et gare à qui les touche ! Il y a là une thèse très neuve, très originale que M. Semmola a développée en l'appuyant de plus de cinquante-cinq observations, Celles-ci démontrent toutes que l'apparition de l'albumine suivit immédiatement le départ d'une maladie cutanée et, comme redondance de preuves, des guérisons furent obtenues sur toute la ligne par la méthode hydrosudopathique.

Ainsi donc, toutes ces circonstances comportent des *noli me tangere* de la plus haute valeur. L'enseignement du professeur Besnier nous confirme dans cette opinion. Une femme entre dans son service pour des poussées prurigineuses passagères et successives qui, depuis deux ans, la tourmentent à diverses époques. M. Besnier songea d'abord à un ecthyma pédiculaire ou galeux, mais pour rejeter bientôt cette hypothèse devant une enquête négative. Convaincu des relations causales entre l'albuminurie et les affections prurigineuses de la peau, il fit, avant de croire à un simple ecthyma cachectique, examiner les urines qu'on trouva fortement albumineuses. Du reste, la malade avait des vomissements qui pouvaient déjà faire pressentir pareille découverte. M. Besnier regarde en semblable occurrence l'examen des urines comme de première nécessité, car c'est lui qui dicte le traitement dont ici le régime lacté est la pierre angulaire. (1)

b. — Une autre série de preuves prises sur le même terrain corrobore les précédentes. Le professeur Jaccoud, à qui nous les empruntons comme il les a empruntées lui-même au savant italien, commence par dire que ces recherches, M. Semmola les a faites siennes et il leur donne son adhésion pleine et entière :

« Des chiens sont badigeonnés totalement avec un enduit imper-
« méable et deviennent albuminuriques ; leur sérum est injecté dans la
« jugulaire d'autres chiens qui, ne pouvant se l'assimiler, deviennent
« temporairement albuminuriques. Or, le sérum des mêmes animaux
« bien portants injecté à d'autres chiens ne détermine jamais l'albumi-
« nurie. » (Jaccoud, *Traité de Pathol.*)

Les faits de ce genre peuvent se multiplier facultativement et à l'infini. Ils constituent donc une loi de pathologie expérimentale.

II. — ANTÉRIORITÉ DE L'ALBUMINURIE BRIGHTIQUE SUR LA NÉPHRITE

On possède actuellement une série de preuves dont quelques-unes sont d'une démonstration facile. En voici une : L'accumulation des matières protéiques, après un repas copieux, crée une hyperalbuminose qui, comme on peut s'en convaincre par les analyses, entraîne une

---

(1) Clinique de l'Hôpital de Saint-Louis, in Lucas Championnière, *Journal de Médecine*, 10 janvier 1885.

albuminurie passagère. Or, ce désordre est pur de toute lésion rénale. Mais que le même individu répète les excès de table, le traumatisme glandulaire devenu plus fréquent, laisse comme traces indélébiles une altération organique avec albuminurie persistante.

Un chien reçoit le même jour, en plusieurs injections hypodermiques faites à trois heures d'intervalle, quinze grammes de blanc d'œuf dans quatre grammes d'eau distillée. Son urine devient albumineuse. On le sacrifie au bout de vingt-cinq heures; aucun cylindre dans l'urine, et aucune lésion rénale.

Or, cette expérience est faite avec le blanc d'œuf. M. Semmola laisse entendre que la série des autres, entreprises avec le sérum et le lait, serait plus concluante encore au point de vue de la filtration albumineuse à travers des glandes saines. Remarque particulière, les lésions rénales produites par le blanc d'œuf ont toutes ce caractère important de converger vers le type interstitiel.

Insistons. Les travaux chimiques les plus modernes rangent les diverses albumines du blanc d'œuf sous les dénominations d'*espèces non rétractiles*, ou pour être plus précis, *de globulines*. Comme nous le verrons plus tard, au tableau des expériences, l'urine prise chez le chien de tout à l'heure, a pour caractère spécial de louchir avec le réactif de Gauthier; nous verrons au surplus que ce louche décèle sans équivoque la présence des globulines du blanc d'œuf. Donc le symptôme créé expérimentalement devient de la *globulinurie*. Voila un premier point. Maintenant, que sur un deuxième sujet, on reprenne l'expérience et qu'on la poursuive, on verra cette globulinurie spéciale ne durer que quelques jours, pour servir d'avant garde à une albuminurie d'une autre nature, dans laquelle la *sérine* commence d'abord par accompagner la globuline et peu à peu se substitue à elle pour occuper la plus large part de la place. Alors on se trouve en présence d'une variété d'albumine *très rétractile*, celle là, puisqu'elle précipite en gros flocons, qui caractérisent la seconde phase de la maladie expérimentale, la *sérinurie*.

La clinique offre-t-elle des faits qui se rapprochent des précédents? — Oui certes. — Le dépouillement des nombreuses analyses, pratiquées selon les méthodes les plus nouvelles, fait voir que les urines des gros mangeurs sont souillées par une seule albumine, celle qui est peu *rétractile* (Esbach), celle, en un mot, que tout le monde écrit aujourd'hui *globuline*. Il est donc démontré que le gros mangeur, comme le premier chien de l'expérience, débute par la *globulinurie*. On ajoute même que cette première forme est relativement bénigne et ne mérite grande attention que du jour ou la sérine descend dans la lice. En effet, chez l'homme, de même que chez les animaux témoins, le louche devient plus dense sous les réactifs, de nuage lactescent, il passe à l'état de flocons caillebottés, la rétraction s'accuse pour dire que la globuline n'est plus seule en cause. Et alors la sérinurie évolue qui marque bientôt en gros stigmates, l'apogée du mal de Bright. C'est elle, la sérine, qu'il faut dénoncer et poursuivre. C'est elle le produit du mauvais aloi qu'il faut mettre à l'index. 'Ainsi donc, la clinique et le laboratoire sont d'accord pour reconnaître dans la succession des faits deux étapes distinctes, l'une de GLOBULINURIE, et l'autre de SERINURIE pure ou associée.

Cette conquête contenue en germe dans les travaux de M. Semmola et résumant l'ensemble des faits connus aujourd'hui, reste, affirmée aussi nettement, une des plus considérables de la pathogénie Brightique.

Un malade dont j'ai eu la direction pendant quelque temps, atteint à la fois de diabète et de néphrite diffuse, va nous fournir un appoint instructif pour le présent procès. L'habitude que j'ai prise d'examiner les urines de presque tous mes consultants, me valut ici, une véritable révélation. Elle me fit découvrir chez cet homme robuste avec sa cinquantaine et ses 90 kilos de poids, une charge insoupçonnable de glycose, 80 grammes par jour. Or, on me mandait pour de simples coliques. C'était en avril 1883. Ce malade alla à Vichy le mois suivant, en revint avec zéro sucre, mais des *traces d'albumine incoagulable*, et se refusa, malgré mes prières à toute nouvelle analyse jusqu'au 13 juin 1884, où, pesant 88 k. 5, il retourna à Vichy avec des traces de glycose seulement et 37 *centigr. d'albumine* par jour. Au 27 juin, point de sucre, le poids descend à 88 k., tandis que l'albumine monte à 88 centigr. Les analyses du 17 septembre et du 10 octobre donnent : poids 87 k., sucre traces, albumine 93 centig. et 68 centig. Le malade ayant échappé alors à mon observation, j'engageai M. Reuson pharmacien à faire dorénavant l'analyse spécifique de ses albumines. Et je trouvai dans ses trois communications du 12 décembre au 4 avril 1885 : poids, 86, — 84 — et 83 k.; sucre, 12 gr. 93, — 12.35, — 12.25; globuline 77 cent., — 20 c., — 6 c. ; — serine 38 c., — 46 c., — 60 c. — Le pharmacien instruit par nous de la valeur néfaste de la serine écrivit une annotation qui intrigua le malade et l'amena à se mettre dès le 15 avril au régime lacté exclusif pendant 6 semaines. Au 19 mai, poids 82 k. 5, sucre et globuline *néant*, sérine 32 centig. Ici s'arrêtent nos renseignement détaillés. Dans le commentaire qui va suivre nous en ajouterons un autre dont on jugera l'importance. 1° La disposition des chiffres rapprochée de la mention, *traces incoagulables*, nous permet de dire avec certitude que tout le premier acte de l'albuminurie a été rempli par la globuline ; que peu à peu la sérine vint s'adjoindre à elle, pour finir par la supplanter après le traitement au laitage. 2° Ce traitement qui balaie toute la globuline et le sucre, enlève la moitié de la sérine. 3° Le sucre toutefois n'a fait que se dissimuler, et c'est là ce que nous voulions faire pressentir tout à l'heure, car les urines examinées par nous rigoureusement au nitrate de mercure donnent la réaction de *l'inosite* qui témoigne pour le moment du moins, d'un DIABÈTE TRANSFORMÉ. Disons entre parenthèses que ceux qui ont vu après nous ce malade et le voient encore aujourd'hui n'ont jamais soupçonné ce dernier détail, pas d'avantage, du reste, que les différentes albumines qu'il porte. On préfère lui dire qu'il est guéri, ce qui ne l'empêche pas de maigrir toujours puisqu'il en est actuellement à 77 k.

Pourquoi la globuline prend elle ainsi place à l'avant garde? Est-ce parce qu'elle est plus diffusible? ou qu'elle se dérobe plus aisément aux actions oxydantes dont le sang est le théâtre. Ici, poser la question ce n'est pas la resoudre. Peut-être la réponse apparaîtra-t-elle plus limpide à l'esprit de ceux qui se rappelleront combien les globulines de l'œuf élisent difficilement domicile chez le brightique, et combien la promptitude avec laquelle elle traversent intactes son économie pour être éconduites, rend aisée la reconnaissance de la moindre infraction au régime.

L'influence néfaste des excès de table est ainsi mise hors de doute. Tous les viveurs du grand monde qui, de par leur régime déplorable, sont des candidats aux diverses affections de déchéance et particulièrement au brightisme, devraient prendre pour eux la rude apostrophe de Sénèque : « Romains, vous vous plaignez de la multitude de vos maux, « chassez vos cuisiniers ! »

S'il fallait joindre d'autres pièces à la cause pour établir l'indépendance de l'abuminurie brightique et des troubles rénaux, nous invoquerions les divers états morbides dont M. Teissier vient d'entretenir le Congrès de Grenoble (1885). Il y a, paraît-il, — et plusieurs faits en sont témoins — une albuminurie intermittente qui éveille tout de suite dans l'esprit un rapprochement avec les fièvres palustres; rapprochement d'autant plus inévitable, que dans ces fièvres le stade de froid coïncide avec des urines albumineuses. Or, voici un désordre qui est précédé et suivi d'une bonne santé apparente, qui se montre et s'efface à époques fixes. N'est-ce point la négation la plus formelle d'une lésion rénale nécessaire ?

Epuisons d'ailleurs les arguments sur ce chapitre. Dans la néphrite interstitielle, les désordres unilatéraux font penser immédiatement à une destruction *primitive, locale, intra-glandulaire*. Le rein est d'abord devenu malade et a donné lieu à une dialyse anormale subséquente. Il y a là *nephro-albuminurie*. Au contraire, que se passe-t-il dans la néphrite brightique ? Elle *est toujours bilatérale et ses désordres sont bilatéralement de même âge*. Cette simple constatation devait faire naître la pensée d'une origine *extra-glandulaire*. Tout concorde donc pour faire du mal de Bright une *hémo-albuminurie* dont la lésion rénale n'est en quelque sorte que le post-scriptum anatomique.

III. — DIMINUTION DE L'URÉE

Que l'albumine apparaisse dans les émonctoires, aussitôt l'urée subit une baisse parallèle. Rappelons-nous que chez le français adulte la la proportion normale est de quatre cent quatre-vingt-cinq milligrammes par kilogramme du poids corporel (1). Or, cette proportion tombe

(1) En Angleterre et en Allemagne, où la ration alimentaire est plus copieuse, cette moyenne s'élève à cinq cents milligrammes.

successivement à quarante, à trente, à vingt ou à dix centigrammes, à mesure que la maladie s'invétère. L'acide urique et les urates suivent la même progression descendante, ainsi que les sels minéraux, et surtout les chlorures. De cet appauvrissement général en principes fixes, il résulte, conséquence rationnelle, que la densité de l'urine s'abaisse peu à peu de 1018 à 1010 et même à 10004. En même temps son acidité s'affaiblit parfois des trois quarts et tombe à cinquante centigrammes environ d'acide oxalique lorsque normalement elle mesure deux grammes. Enfin, l'urine est pâle, décolorée comme du bouillon de veau et, d'habitude, elle fait dans les vases une mousse persistante, analogue à celle des blancs d'œufs débattus en neige.

Voilà donc deux facteurs qui marchent toujours en sens inverse l'un de l'autre; la hausse de l'albuminurie entraîne fatalement la baisse de l'urée.

IV. — DIFFUSIBILITÉ DU SANG

Nous abordons ici un des points les plus curieux de notre analyse. Depuis des siècles, des médecins ont appliqué à l'envi les mots fatidiques de « vices du sang » aux affections constitutionnelles. On édictait là un arrêt intuitif qui renfermait *l'ultima ratio* de la pathogénie. Hé bien, ce soupçon vague est une réalité qui a pris corps aujourd'hui; il sort de ses nuages pour devenir un fait d'expérimentation. Le vice du sang, jusque-là formule stérile, protée insaisissable, revêt dans l'albuminurie un caractère des plus simples. Qu'on prenne, chez un individu bien portant, du sérum sanguin et qu'on le soumette au tambour du dialyseur, il n'en filtrera pas plus de quatre à six pour mille; mais qu'on prenne du sérum d'albuminurique et ce dernier chiffre sera toujours dépassé. Donc, le vice est ici une diffluence plus grande, une homogénéité, une cohésion moindres des principes protéiques du sérum. Cette vérité est si saisissante, qu'elle peut prendre la formule d'un aphorisme : *Dans le mal de Bright, les albuminoïdes du sang, plus diffusibles qu'à l'état normal, le sont plus ou moins suivant l'ancienneté de la maladie et la perte plus ou moins grande par les voies urinaires.*

Un exemple entre mille. Une jeune femme de vingt-cinq ans, de constitution robuste, habitant une vallée froide et humide, y contracte une anasarque albumineuse avec cylindres hyalins et granulo-graisseux. L'affaiblissement était si considérable que M. Semmola se fit scrupule de lui prélever la moindre goutte de sang. Sous l'influence du régime lacté rigoureux, des chloro-iodures, du phosphate sodique, du traitement externe et des inhalations d'oxygène, l'albumine disparaissait totalement au bout de six mois. Plus de cylindres urinaires. Le sérum, alors soumis à la dialyse, ne diffusait plus que dans les proportions de quatre pour mille. La convalescente une fois rentrée dans sa famille, survient une rechute au cours de laquelle le dialyseur accuse une diffusion de seize pour mille. Nouveau traitement et nouvelle guérison qui fait tomber la matière diffusible à quatre pour mille. Nous avons, tout à l'heure, vu une malade dont le rapport de diffusibilité était douze.

Un sérum qui contient tant de matières protéiques dialysables est malade. « On soutire à un brightique du sang dont le sérum, égal à « douze grammes, est injecté dans la jugulaire d'un chien, préalable- « ment saigné de douze grammes, pour ne point changer sa pression « intra-vasculaire. L'animal devient passagèrement albuminurique, « mais bien mieux, quand, au bout de trente-cinq jours avec le même in- « dividu guéri on renouvelle l'épreuve dans les mêmes conditions, le « chien cesse de devenir albuminurique. »

Mêmes résultats quand on s'adresse à des chiens badigeonnés dont on injecte le sérum à des chiens témoins.

Cette démonstration expérimentale est féconde en aperçus pratiques. Le sang est plus fluide, plus dialysable; il transsudera plus facilement à travers les parois vasculaires, les tissus et les glandes, pour donner lieu, soit à de simples extravasations albumineuses, soit à de véritables hémorrhagies. Ainsi se trouve partiellement expliquée cette tendance aux effusions sanguines, qui est parfois l'épisode initial de la maladie. Le professeur Dieulafoy a analysé sous le nom d'*albuminuries frustes*, un certain nombre d'états morbides qui ne se sont longtemps révélés au clinicien que par un symptôme fort vague, fort décousu en apparence, les hémorrhagies sans lésions organiques locales. Avait-on l'idée de soumettre les urines à l'analyse, on les trouvait albumineuses. Aussi, à l'exemple de Trousseau, M. Dieulafoy appelle-t-il frustes, d'un mot emprunté à la numismatique, « ces espèces morbides dans « lesquelles la phrase symptomatique tronquée, effacée, ne se lit « que par quelques caractères à qui un chercheur patient et exercé « arrive seul à donner leur véritable sens. » (1) Et il cite à l'appui deux observations, l'une d'une dame voisine de la quarantaine, encore exis- tante au moment où il écrivait son article, l'autre d'un jeune homme, qui tous deux furent atteints d'hémoptysies sans symptômes thoraciques, hémoptysies dont ce dernier mourut en présentant une néphrite arrivée à son complet développement.

Nous avons eu sous les yeux des hémoptysies albuminuriques avant et en dehors de toute lésion rénale et pour lesquelles on ne pouvait invoquer que la dyscrasie sanguine. Il y a 6 ans, une jeune femme nous fit appeler pour des hémoptysies fréquentes, survenues au cours d'une grossesse. De lésion rénale, aucune, malgré une albuminurie considé- rable qui donna lieu à un accouchement accidenté de crises éclamptiques. La guérison obtenue alors ne s'est pas démentie jusqu'à ce jour, nonobstant d'autres grossesses depuis cette époque.

Constatant que l'hémorrhagie *initiale* est surtout fréquente dans la forme dite interstitielle, M. Dieulafoy se demande quel en est le méca-

(1) *Gazette Hebdomadaire*, 1880.

nisme. Tiennent-elles à l'état dyscrasique du sang, aux conditions de pression circulatoire, aux altérations pariétales des vaisseaux? Il se base sur ce que les hémorrhagies sont toutes proches du début, alors qu'il n'y a point de dégénérescence cardio-vasculaire perceptible, pour rejeter tour à tour ces diverses hypothèses. Sans oser nous inscrire en faux contre cette condamnation d'ensemble, nous nous bornerons à faire remarquer que les expériences de M. Semmola redonnent un poids considérable à la première de ces propositions. Il y a de *l'albumine jugée*, il faut qu'elle sorte du torrent circulatoire. Le rein encore intact offre le maximum de résistance à son passage, quoi d'étonnant qu'elle cherche, par les parois minces des capillaires et les surfaces muqueuses, l'issue que l'autre appareil lui refuse? En somme, l'interprétation la plus plausible consiste à rattacher les hémorrhagies précoces ou tardives à une altération hématique dans le mal de Bright, — hématique et cardio-vasculaire dans la néphrite scléreuse. Du reste, lorsqu'on se trouve en face d'une effusion sanguine sans brèche organique, directement diagnostiquable, le mieux encore est de s'enfermer dans un dilemme, et de mettre en cause soit la dyscrasie humorale, soit la désorganisation locale des tissus.

V. SÉCRÉTIONS ALBUMINEUSES

Le premier fait de ce genre, croyons-nous, publié officiellement dans la science il y a quelque vingt-cinq ans, appartient au professeur Jaccoud, qui depuis lors l'a laissé tomber dans l'oubli. Il s'agissait de l'adultération des selles par une forte masse d'albumine, signalée dans les notes dont le professeur a parsemé les cliniques de Graves. M. Semmola reprend cette remarque perdue, pour la rattacher à l'albuminocholie. Par des expériences que nous regrettons de ne point lui voir citer, à cause de leur haute valeur, il est parvenu à saisir la présence constante et exclusive de l'albumine dans la bile des brightiques. Cette bile se mélange aux selles pour les entacher de sa tare. L'exactitude théorique de ce fait ne supporte aucun doute, mais il ne faut pas compter sur l'examen des pièces, du moins tel qu'on le pratique ordinairement, pour en donner la démonstration expérimentale. Voici pourquoi: en général, comme l'ont reconnu les chimistes et les physiologistes depuis Vauquelin, il y a des albuminoïdes dans les fèces de tout le monde. Ils proviennent des éléments quaternaires introduits en excès dans les voies intestinales et peuvent offrir toutes les variantes du groupe, jusques et compris les peptones. Personnellement nous avons trouvé de l'albumine dans les selles blanches des nourrissons galactophages, et cela, en quantité d'autant plus forte que l'assimilation était plus faible, ou en d'autres termes, que le nourrisson restait chétif. Y a-t-il un moyen spécial de découvrir l'albumine pathologique dans les selles, ou bien M. Semmola l'a-t-il recherchée directement dans la bile par des procédés de laboratoire? C'est ce qu'il serait intéressant de connaître.

L'analyse clinique est plus significative vis-à-vis des autres sécrétions. Que chez un brightique de fraîche date, on provoque la transpiration à l'étuve sèche, sa sueur sera albumineuse. Elle ne cesserait de l'être que chez un malade plus avancé, dont la peau serait déjà détruite histologiquement. Même résultat avec la pilocarpine, dans les deux circonstances, sueurs albumineuses chez le premier, aphorèse complète chez le second qui, en revanche, pourra présenter des phénomènes toxiques pour des doses infimes d'alcaloïde.

Du reste, sous l'action de la pilocarpine, ce n'est pas seulement la sueur, mais encore la salive qu'on trouve albumineuse. Le professeur Vulpian en avait déjà fait la remarque, il y a quelques années ; il faisait de ce désordre une dépendance de l'œdème général, alors que les présentes recherches lui assignent sa véritable cause.

L'intérêt de ces découvertes est considérable, parce qu'elles permettent de résumer la clinique entière des albuminuries dans l'aphorisme suivant: « Toute albuminurie avec sécrétions albumineuses est certainement de « nature Brightique. »

Les autres liquides de l'organisme, larmes, crachats bronchiques, mucosités nasales, prennent-ils aussi leur part de cette adultération et à quelle époque? Des études ultérieures sont nécessaires pour nous l'apprendre.

Avant de passer à la thérapeutique, signalons brièvement quelques-unes des expériences récentes de M. Semmola, tentées sur les chiens avec les injections de blanc d'œuf.

I — Deux injections hypodermiques par jour, de 7 gr. 50 chaque dans 4 grammes d'eau distillée. Au bout de 6 heures, albuminurie se comportant sous le réactif de Gauthier comme les solutions de blanc d'œuf, et atteignant 50 centigrammes dans les urines nycthémérales. Mise à mort vers la 25e heure. Examen nécropsique : lésions rénales, *néant*.

II — Injections hypodermiques des quantités quotidiennes précédentes pendant dix jours. Au début, élimination du blanc d'œuf, tel quel, reconnaissable sous le réactif Gauthier ; vers la fin, albuminurie commune insensible au même réactif, et coïncidant avec des cylindres hyalins et granuleux. Examen nécropsique, petits îlots d'hémorrhagies intra-glomérulaires et intra-capsulaires.

III — Injections hypodermiques quotidiennes de 40 grammes pendant vingt-deux jours. A la 48e heure, l'excrétion, *positive au réactif* de Gauthier, atteint 2 gr. 50, pour devenir *négative* au même agent d'enquête le dixième jour. Nombre considérable de cylindres hyalins et granulo-graisseux. Examen nécropsique : reins turgides, hypérémie et varicosités capillaires, forte suffusion de globules sanguins, cumulus d'albumine.

M. Semmola continue sur d'autres chiens ses expériences avec 50 ou 60 grammes d'ovo-albumine et enregistre des résultats qui, ne faisant que continuer la gradation ci-dessus, l'amènent à conclure:

1° Que l'albumine du blanc d'œuf prise en petites quantités (15 grammes par jour) traverse les glandes rénales sans laisser de désorganisation visible au bout de vingt-quatre heures;

2° Qu'à partir de cette limite, elles déterminent des lésions rénales dont la profondeur varie avec le temps de l'expérience;

3° Que plus fortes, elles désorganisent plus vite et plus profondément les reins.

4° Que les lésions produites tendent vers le type interstitiel,

Nous avons parlé tout-à-l'heure du réactif de Gauthier de Naples. Faisons-en connaître le principe tel qu'il se trouve exposé par son auteur dans les *Nouveaux Remèdes* (1er octobre):

Au cours de sa communication, l'auteur rappelle les travaux de son homonyme, le docteur Armand Gautier, de Paris, qui a décelé dans le blanc d'œuf un mélange complexe d'albumines parmi lesquelles on a pu isoler aujourd'hui la *globuline* et la *paraglobuline.* Nous savons, comme il appert déjà de nos articles antérieurs, que l'on retrouve la variété globuline chez la plupart des albuminuriques. Il résulte des analyses actuelles que c'est la *paraglobuline* qu'on rencontre le plus fréquemment et même parfois d'une manière exclusive. Sans s'arrêter à ces différences spécifiques, M. Gauthier, de Naples, n'a voulu poursuivre en bloc que la mise en évidence des caractères du blanc d'œuf, à l'aide du réactif ci-contre:

Sol. de soud. caustiq. à 0°7 de l'aréom. Pixii 25 cent. cub.
Sol. sulf. cupriq à 3 %   5 cent. cub.
Ac. acét. cristallisa b   70 cent. cub.

Qu'on mêle successivement 10 centimètres cubes de ce réactif avec 2 de blanc d'œuf pur, ou délayé dans 4, 5, 6 fois son volume d'eau, on obtient un trouble graduellement décroissant, mais visible dans tous les cas. Qu'on prenne 2 centimètres cubes de sérum pur ou délayé, de réaction, néant. Cette épreuve permet de déceler rapidement l'ovo-albumine dans l'excrétion urinaire.

Interprétons d'ailleurs ce qui se passe.

Nous avons en présence :

C^{144} H^{224} Az^{36} S^2 O^{44} + So^4 Cu, qui donnent comme précipité

C^{144} H^{222} Cu Az^{36} S^2 O^{44} + H^2 SO^4

Or le précipité albumino-cuprique se dissout dans les alcalis étendus en abandonnant sa molécule de métal et en passant à l'état de syntonine; mais comme le réactif est fortement additionné d'acide acétique, son alcalinité, très faible, rend très faible aussi la proportion de syntonine redissoluble. Qu'il s'en forme une masse considérable, comme cela arrive avec le blanc d'œuf, une petite partie subit la redissolution et le reste se précipite. Rien de pareil avec le sérum, qui n'engendre qu'un volume infinitésimal de syntonine, n'atteignant pas les limites de l'insolubilité au sein du réactif. — Il serait utile de savoir si la liqueur de Gauthier, — par cela même qu'elle est indifférente d'une part vis-à-vis de la sérine, et très-sensible d'autre part vis-à-vis du blanc d'œuf, mélange de globulines, — jouirait de propriétés spécifiques à l'endroit des globulines morbides ; car alors le médecin aurait en elle un commode agent de contrôle.

THÉRAPEUTIQUE

La plupart des cliniciens, jusqu'à nos jours, n'avaient point pénétré la pathogénie du mal de Bright au-delà des limites anatomo-pathologiques. Aussi résumaient-ils toutes les indications à remplir dans l'hydrémie chloro-anémique et la filtration albumineuse.

« Pour ceux qui, foulant aux pieds la physiologie, expliquent tout
« par la mécanique, oh pour ceux-là, réparer les dommages causés par
« cette chloro-anémie, semble la chose la plus facile du monde. Il y a des
« pertes albumineuses par l'urine : de la viande pour combler les vides.
« Les globules sont diminués de nombre et de qualité : du fer. Le
« rein demande à être rétréci, astringé : de l'acide gallique. Oh l'ad-
« mirable thérapeutique ! Vraiment la cure d'une maladie devient un
« jeu des plus simples et se résume à une puérile question d'arithmé-
« tique. Pourquoi aller chercher quelque perversion profonde, mysté-
« rieuse, inquiétante, de la nutrition. Un des casiers de l'armoire est
« béant, qu'on le remplisse ; tel est le programme. Et l'organisme que
fait-il dans tout cela ? Rien. » (1)

Pour faire de la thérapeutique profitable dans la maladie de Bright, il faut partir d'une interprétation moins superficielle, moins enfantine. En remontant aussi loin qu'il est possible de le faire avec certitude dans sa généalogie phénoménale actuelle, son radical immanent se montre à nous comme une impuissance comburante de l'organisme, une désharmonie entre l'activité oxydante et les albuminoïdes en circulation. Cette perte de l'énergie comburante nait de l'inertie fonctionnelle de la peau sous le froid externe.

D'où première indication : restaurer l'activité du tégument externe par un ensemble de pratiques convenables, une bonne hygiène des habillements, des habitations, des climats et des professions.

Deuxième point : introduire dans l'organisme des substances qui exaltent son activité comburante et dont le prototype est l'oxygène gazeux.

D'autres sources capitales d'indications naissent des éléments du régime : quelles sont les espèces alimentaires nuisibles, et quelles sont les utiles ?

Ces différents points ainsi synthétisés méritent que nous les examinions en détails.

---

(1) SEMMOLA. *Vieille Médecine et Médecine nouvelle*. J.-B. Baillière, 1881.

1º *Iatraleptique.* — De la première indication, les divers membres ont déjà été amplement traités par nous, ici même, dans une étude antérieure. Un seul doit recevoir des développements que nous n'avons pu lui donner alors. Il faut, disions-nous, réveiller les fonctions tégumentaires. Il y a, à cet égard, deux conditions à remplir, l'une d'opportunité, l'autre de procédés. Le mal est-il ancien, la mort du tégument est-elle accomplie, qu'on s'abstienne. C'est une partie perdue, dans laquelle on ne devra risquer que les manœuvres les plus innocentes ; et surtout, à propos de ces dernières, qu'on ne place point le jaborandi ou son alcaloïde parmi les ressources innocentes ; car l'un et l'autre, illusoires dans tous les cas, sont désastreux dans quelques-uns. En somme, la prescription iatraleptique que nous allons faire, ne convient qu'à une seule époque, aux premières périodes de la maladie. Mais il ne suffit point de consentir en principe à réactionner la peau. L'entraînement qu'on exercera sur elle sera-t-il passif ou actif? La condamnation qui frappe le jaborandi, frappe du même coup la première hypothèse. La peau sollicitée par secousses, par intermittences paroxystiques, retomberait après le temps très court des manipulations dans son inertie primitive. Or, il nous faut un fonctionnement continu, une reprise d'activité aussi constante que régulière, dont un seul système peut nous permettre la réalisation, c'est celui qui est basé non sur l'ébranlement immédiat et brusque des manœuvres, mais sur les réactions soutenues, durables, qui sont la propriété de quelques-unes. Le malade sera donc soumis *aux étuves sèches, aux frictions, aux massages, aux douches jumelles,* le tout manié avec prudence, mesuré, varié suivant les idiosyncrasies particulières et les formes de l'espèce morbide. Les frictions à la brosse ou au gant de crin doivent faire partie de la toilette matinale et sont applicables à tous indistinctement. L'exercice musculaire, pratiqué d'une façon méthodique, est le complément indispensable de cette première partie du programme, dont il est facile d'établir le bien-fondé sur des documents irrécusables. La curieuse série ci-contre, que cite M. Semmola, qui se refuse obstinément à toute thérapeutique n'ayant point reçu la double sanction de la clinique et du laboratoire, parle d'elle-même :

« L'expérience démontre que si, — après réaction du tégument externe
« par les frictions sèches, répétées plusieurs fois dans le jour, le mas-
« sage, l'étuve sèche simple, ou mieux encore combinée avec la
« douche froide et l'exercice musculaire, — on fait prendre à un
« individu, un excès d'albuminoïdes, cet excès, grâce à l'entraînement
« préalable, subira la combustion totale. Pas un atome ne franchira
« les émonctoires. Mais que le même individu se contente de l'exercice
« musculaire seul, la surcharge alimentaire de tout à l'heure *le rendra*
« *momentanément albuminurique.* Seconde preuve : qu'on soumette
« le sang au dialyseur, dans le premier cas sa diffusibilité ne dépassera
« point 6 pour mille; dans le second elle sera *toujours au-dessus.* —
« Enfin disons en passant qu'un homme en bonne santé n'a qu'à prendre
« d'un seul coup six ou huit blancs d'œuf par la bouche et il ne tardera
« pas à avoir, pour quelques heures, des urines ovo-albumineuses. Ce
« dernier fait est aujourd'hui de notion banale.

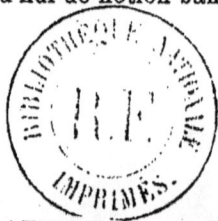

« L'intensité plus ou moins vive de la respiration tégumentaire
« suivant les conditions atmosphériques est une chose si constante que
« beaucoup de nos malades, observés à ce point de vue spécial, deve-
« naient de véritables hygromètres, et cela en dépit du soin que nous
« prenions de les cloîtrer dans des chambres bien closes et de les
« maintenir rigoureusement dans leurs habitudes ordinaires.

Certes, des faits si intéressants n'ont pas besoin d'épilogue.

Pour passer de cette indication concernant les manœuvres exécuta-
bles sur la peau, à la deuxième, portant sur l'usage interne des combu-
rants, de l'oxygène en particulier, il s'offre à nous une transition
naturelle. Nous ne sachions pas que les bains d'ozone-térébenthine
aient jamais été employés, du moins d'une façon méthodique, contre la
maladie de Bright. Pourtant au point de vue rationnel, tout paraît les
recommander. Le docteur Brémond qui les a mis en honneur, détaille
leurs bienfaits dans toutes les maladies par nutrition retardante.
Il montre que sous leur influence l'urée s'accroît, les combustions
internes deviennent plus complètes et plus énergiques. Il n'est pas
jusqu'à l'impression locale de la térébenthine sur le rein, qui ne puisse
paraître avantageuse. Nous serions curieux de voir si les faits donnent
raison à la moindre espérance de ce genre. On sait que le principe de
ces bains, dont l'éloge, quant à nous, n'est plus à faire, en ce qui
concerne le traitement de la plupart des diathèses qui ont la glande
rénale pour rendez-vous, repose sur la mise en ébullition de l'essence
de térébenthine par un jet de vapeur d'eau et le passage de la buée
mixte à travers un récipient où se trouve le malade.

2° *Inhalations d'oxygène.* — Quand on demande aux ouvrages actuels
les résultats pratiques des recherches entreprises sur le rôle de l'oxygène pur dans l'organisme sain ou malade, on est surpris des opinions
contradictoires auxquelles on se heurte. Pour Nothnagel et Rossbach,
cliniciens de laboratoire, l'oxygène, comme presque tous les agents de
la matière médicale est une dérision thérapeutique. Sans nous arrêter
à l'examen des motifs d'un aussi cruel ostracisme, nous dirons ce qui
ressort des remarquables et récentes études (1880) de M. Paul Bert.
Cet habile expérimentateur a pu voir que la richesse oxygénée du sang
est en rapport étroit non-seulement avec la pression, mais avec la quantité de ce corps dans l'atmosphère ambiante, et que dans les accidents qui
suivent la décompression, c'est-à-dire qui ont pour cause la raréfaction
de l'oxygène, il suffit d'une seule bouffée de ce gaz pour faire évanouir
tout malaise. A la même époque, M. Hayem a vu l'oxygène donner un
coup de fouet énergique aux fonctions nutritives, coup de fouet qui
commence par l'excitation de l'appétit, entraîne une légère fébricule,
précipite la circulation, et finit par l'accroissement du poids corporel.
Le sang devenu plus riche en hématoblastes et en globules rouges,
charrie un excès d'hémoglobine qui se surélève — mais pendant la
durée seule des séances inhalatoires, — de 5 et même de 10 °/₀. Donc,
chez l'individu épuisé, les effets trophiques de l'oxygène ne sont plus
aujourd'hui niables. L'accroissement de l'urée qui passe de 15 jusqu'à

30 ou 40 grammes en est la preuve immédiate. L'expérience clinique a depuis longtemps prononcé dans le même sens et particulièrement en ce qui touche le mal de Bright. Dès 1865, Trousseau et Eckard remarquaient que les inhalations d'oxygène ralentissent le débit de l'albumine. M. Constantin Paul confirmait ces observations en 1867. Plus tard (1879), cet auteur et M. Dujardin-Beaumetz signalaient à la Société de Thérapeutique, tantôt la disparition passagère et totale de l'albumine pendant un ou deux mois, tantôt sa diminution considérable, et le docteur Grellety, rappelant qu'à Vichy on administre régulièrement l'oxygène aux diabétiques et aux albuminuriques, confirmait leur témoignage, puisque sur ces entrefaites on observait toujours une atténuation sensible du *corpus delicti*.

En somme, à l'heure actuelle, la propagande convaincue de M. Semmola, en faveur de l'oxygène, ne compte comme adversaires que les théoriciens qui, ne faisant point de clinique, la suppriment.

3° *Sels alcalins.* — Le médecin de Naples regarde le chlorure de sodium et l'iodure de potassium comme deux auxiliaires très utiles, sinon indispensables, de la médication anti-albuminurique. On sait que le sel marin confère au sang une plasticité plus grande, qu'il forme avec la plasmine une association assez étroite pour faire croire à un groupement chimique, qu'il favorise le conflit de l'oxygène avec les globules, qu'il élève le chiffre de l'urée, que Wund et Rosenthal virent sa privation engendrer l'albuminurie, pendant que Plouvicz guérissait l'albuminurie par son emploi exclusif. Gubler, partant de ces faits et de ses expériences personnelles, conseillait, dès 1867, à ses brightiques, les sources chlorurées, surtout Friedrichsall et les eaux protogéiques du massif plutonien de l'Auvergne. Bouchard les préconise de nos jours dans tous les processus morbides issus de la nutrition retardante. M. Semmola n'est donc point le seul de son avis, quand il recommande aux brightiques l'usage du chlorure de sodium pris à doses croissantes, partant de un gramme par jour pour atteindre, à la fin, huit ou dix grammes.

Le même thérapeute recommande parallèlement l'iodure de potassium soumis à la même réglementation que le sel marin. La limite d'utilité, selon lui, n'est atteinte qu'avec les fortes doses, auxquelles il faut tendre progressivement. Alors il favorise les échanges organiques en précipitant les combustions. Quelques médecins constatant que les grandes quantités d'iodure de sodium sont plus maniables et mieux tolérées, donnent la préférence à ce dernier corps lorsqu'ils veulent aller jusqu'à saturation iodo-alcaline. Quelles doses finales ? M. Semmola n'en dit rien, mais nous croyons qu'en les recommandant *hautes*, il ne vise pas moins de quatre ou cinq grammes par jour.

A ces deux médicaments vient s'adjoindre parfois le phosphate de soude, qui complète la série des agents restaurateurs du sérum.

4° *Espèces alimentaires.* — Nous avons vu plus haut que les œufs doivent être jugés très sévèrement par rapport au mal de Bright. M. Semmola a entrepris des recherches qui n'ont point encore été livrées au public, sur la valeur respective des différents albuminoïdes dans le régime à prescrire. Ces recherches portent, si nous avons bonne mémoire, sur les sérums, les solutions de viandes, les peptones, en un mot les variétés albumineuses issues directement du sang ou de la chair musculaire. Les résultats détaillés feront la matière d'une prochaine brochure. Pour le moment, l'auteur se borne à nous apprendre que la diète carnée est une utopie, et même une utopie dangereuse, condamnée par l'expérience, et désapprouvée par le sens clinique. Non seulement les malades soumis à cette prescription, qui se contente d'être grossièrement rationnelle, ne guérissent point, mais ils vont toujours empirant et cela parce que, sans qu'il y paraisse, l'assimilabilité des albumines de viande est la plus réfractaire de toutes aux efforts plastifiants de l'organisme. Grossièrement rationnelle en effet — qu'on veuille approfondir les choses. Dans la plupart des maladies, dans toutes même, au début des convalescences, quel est le dernier régime possible? celui de la viande crue ou cuite. Et pourtant, systématiquement il devrait être le premier, le seul recommandé. Il y a un déficit énorme, la fièvre a brulé les tissus, pourquoi ne point combler tout cela par des matériaux de même nature? Pourquoi? Parce que l'impuissance assimilatrice de l'organisme nous arrête. On se contente de bouillons, de potages, d'aliments liquides; plus tard, on passe aux viandes blanches, et enfin, mais tout en dernier lieu, aux viandes rouges. Il ne suffit pas au médecin d'entrevoir les vides et de se dire qu'il va les combler par des ressources plus ou moins analogues à celles de la greffe animale, remplacer la chair manquante par de la chair fraîche, absolument comme un horloger remplace un vieux rouage par un neuf. Non, non, il serait trop facile de remettre ainsi des pièces à la machine humaine et de pratiquer allopathiquement le *similia similibus*. Il y a tout un engrenage beaucoup plus compliqué. La matière, pour prendre domicile chez nous comme molécule intégrante et vivante, doit passer par d'autres opérations plus lointaines, plus mystérieuses, plus profondes. C'est là et pas ailleurs, qu'il faut chercher le motif pour lequel un convalescent ou un chronique dont la détresse est cependant fort grande peuvent se trouver très bien d'un bouillon et très mal d'un bifteck. Qu'on veuille bien se convaincre que l'homme n'est franchement carnivore qu'à l'état de santé. Qu'il devienne malade, la première appétence qu'il perd est celle de la viande. Est-ce parce que le besoin de réparer est moindre? non pas, mais parce que c'est bien la capacité utilisatrice qui est tombée au-dessous d'elle-même. Ainsi donc tout le problème, loin d'être résolu quand le dépérissement des divers systèmes de l'organisme semble indiquer une alimentation plantureuse, suscite cette autre question « qu'en fera-t-il ? » En un mot, s'il faut s'inspirer du besoin, il faut s'inspirer encore davantage du pouvoir assimilateur. Ces principes, qui dominent toute la physiologie clinique des maladies, ne supportent pas d'exception pour le mal de Bright. Il faut s'y soumettre ou succomber. Mais alors quelle ressource? Une seule, le laitage. Pour l'albuminurie brightique, hors le laitage, point de salut. Nous avons énoncé ailleurs les conditions draconiennes de ce régime. S'y soumettre exclusivement pendant une période d'environ six semaines, en prenant le lait froid toutes les deux heures à la dose moyenne de deux à quatre litres par jour. Abandonner peu à peu, mais très lentement, ce palladium, en introduisant dans le menu du jour un peu de potages, de viandes blanches d'abord, de légumes, puis de viandes grillées, sauf à supprimer tout cela pour un temps indéfini, si l'albumine reparait plus considérable avec le changement de régime. Rappelons d'ailleurs la phrase si frappante du professeur Jaccoud : « *Le régime lacté indéfini met indéfiniment les brightiques au-dessus de tout danger.*

Telle est en substance l'œuvre actuelle du savant italien, qui entre autres mérites, a l'avantage de compter parmi ses champions, surtout en ce qui concerne la doctrine clinique, deux des talents les plus purs de l'école française contemporaine, Charcot et Jaccoud. Le présent compte-rendu ne peut-être, comme on le pense, qu'un décalque fort sommaire, fort approximatif des publications originales. Ceux qui envisagent dans l'albuminurie une question palpitante et toute moderne, où se croisent tant d'inconnues dignes de piquer leur curiosité, devront lire les mémoires que l'auteur a remplis de ses recherches. De cette lecture ils tireront à la fois charme et profit, car ils se trouveront en face d'un écrivain familier avec les méditations sur les grands problèmes de la pathologie, que sa plume brillante traite avec beaucoup de rigueur, de compétence, d'élévation et de nouveauté. (1)

VALEUR PRONOSTIQUE DU LAITAGE DANS LE MAL DE BRIGHT.

Le traitement tel que nous venons de l'exposer comporte encore un avantage qui a son prix; il permet au médecin de résoudre la question, si considérable pour les familles, du pronostic. Disons entre parenthèses que cette partie de notre étude n'est plus puisée dans les écrits de M. Semmola. Mais comme elle se rattache à sa doctrine, il nous a paru légitime de la mettre immédiatement à sa suite. L'état des glandes rénales parcourt quatre périodes successives, dans lesquelles elles sont — *saines,* — *peu altérées,* — *assez malades* — *très malades.* Insistons sur la marche à suivre pour se faire une certitude à cet égard.

1re *Période.* — Elle n'est pas clinique à vraiment parler. Elle nous échappe presque toujours. Le mal de Bright est si insidieux qu'il faut le hasard ou une coïncidence heureuse pour nous le révéler à cette phase limbique. Supposons que pareille chance nous soit dévolue, par

---

(1) Du professeur SEMMOLA :

Nuove ricerche sull'albuminuria, Naples 1850.

Nouvelles Recherches sur la pathogénie albuminurique *(in Bulletin de l'Académie de Médecine,* Paris 1861.

De la pathogénie et du traitement des albuminuries *(Ibidem,* Paris 1867).

Sur le mal do bright, Germer-Baillière, 1880.

Nouvelles recherches sur l'albuminurie brightique, Masson 1885.

quoi le saurons nous? D'abord ici, *aucun détritus histologique,* surtout de ceux que l'on regarde comme des signatures. Rien qu'une filtration albumineuse pure et simple, représentée par une albumine peu coagulable caractérisant la globulinurie, parfois même avec paroxysmes, et rémittences, mais, fait capital, cette filtration, quantité négligeable, semblerait-il, *fait choir l'urée fort ou dessous de sa moyenne ordinaire.* Or, cet écart est typique. Dans le mal de Bright, dit M. Semmola, quelques centigrammes d'albumine font subir à l'urée une baisse immédiate de plusieurs grammes. Invoquera-t-on l'épuisement organique pour expliquer cette desharmonie? non, l'épuisement n'existe pas encore. Et par suite, une constatation de ce genre représente une présomption majeure, qui va se préciser davantage. En effet, on a vu tout à l'heure, qu'à la suite des excès de table, une certaine proportion d'albumine traverse aussitot les glandes rénales. Quest-ce à dire? Que l'individu expulse pathologiquement le trop-plein des albuminoïdes introduits. Donc chez le viveur, chez le refroidi ou chez le prédisposé, quand on se trouve près des sources mêmes du mal, ce qui le symbolise entièrement à cette date, est *une indigestion albumino-alimentaire par le rein.* Et la preuve? Si nous avons deviné juste, théoriquement le jeûne absolu doit alors amener la matière délictueuse à zéro. Dans la pratique où on ne peut imposer le jeûne jusqu'à la dépuration complète du sang, on n'arrive chez ceux qui veulent en essayer qu'à un infléchissement considérable, synchrone, de la courbe albumineuse. Un autre procédé, plus accessible et plus en vogue, peut donner à la critique presque autant de rigueur.

Effectivement le lait, assimilable au plus haut point, fait tout de suite corps avec le sérum, se combure en totalité et tarit l'excrétion pathologique. Comme la glande était saine encore, en quelques jours l'albumine se réduit à l'état de traces, le retour à la santé est certain, à la condition de rompre avec les habitudes anciennes, de se tenir sur ses gardes, et de suivre un régime approprié.

2° *Période.* — Cette seconde phase n'est que la précédente sous des couleurs plus vives. Ici les cylindres épitheliaux commencent à apparaître, en même temps que des phénomènes vagues, céphalalgies, dyspnées, troubles de la vue, crachats hemoptoïques. Les épreuves de tout à l'heure sont moins heureuses. Cependant avec le lait, au bout d'une quinzaine, par exemple, l'albumine, de 8 à 10 grammes, tombe à 50 centigrammes ou 1 gramme. Mais enfin si cette oscillation est encourageante, elle n'est pas radicale encore. Quel augure faut il en tirer? Que le rein commence à se prendre et qu'à *l'indigestion albumino-alimentaire* vient se joindre une petite *saignée séreuse* pratiquée passivement par les glandes malades sur le sang qui les baigne (1). Le laitage continué d'une manière absolue, pendant cinq ou six semaines, laisse d'ordinaire à l'organe blessé le temps et les moyens de réparer ses brèches. L'albuminurie suit une ligne descendante jusqu'à s'annuler entièrement ; le retour au régime commun devient possible, avec quel-

(1) Pour être plus parfaitement d'accord avec la théorie de M. Semmola, il faudrait dire que c'est le sérum qui se désalbuminise.

que tact, sans provoquer un recul qui remette tout en question. Et ici encore, le succès, plus laborieux peut-être, couronnera la campagne entreprise. A cette époque l'albumine émise est un mélange de globuline et de sérine.

3° *Période.* — Elle est caractérisée par un groupe de signes qui lui donnent nettement sa physionomie à elle. *Les détritus histologiques souillent les urines en abondance; le jeûne ou le laitage amènent une légère détente dans les pertes, — mais ni l'un ni l'autre ne sont capables de les supprimer, — et le retour au régime commun s'accompagne immédiatement d'une saute de l'albumine vers le taux initial.* En effet, le laitage, en effaçant presque tout ce qui constitue l'indigestion albumino-alimentaire, laisse voir une *saignée séreuse* qui mesure 6, 8, 10 grammes par jour, chiffres énormes qui imposent un jugement très réservé, surtout quand on constate d'autre part que l'état général glisse sur la même pente, et qu'il y a de petits œdèmes sous cutanés ou sous muqueux, de l'embarras des bronches, de l'exsanguité des tissus, de l'anémie considérable, enfin des sécrétions albumineuses. Tout cela trahit une importante désorganisation rénale. Les reins *vraiment malades* se laissent traverser par les colloïdes comme des éponges. Les présages s'assombrissent d'autant. La guérison, sans être impossible, devient un problème sur l'heureuse issue duquel il ne faut plus compter, dit le professeur Jaccoud, si au bout d'un mois de mise au laitage l'albumine n'a point à peu près disparu de la scène. En somme elle ne peut être alors que le fruit de sacrifices persévérants imposés aux malades. Mais nous ne pouvons trop le redire, bien qu'un semblable bilan restreigne les illusions, avec un peu de bon vouloir, il est longtemps, des années même, compatible avec la vie et la santé apparente. Les analyses ne donnent à cette période que de la sérine à peu près pure

4ᵉ *Période* — En dépit des deux épreuves, jeûne ou laitage, l'écoulement d'albumine reste à peu près stationnaire, ou, ce qui est pis encore, augmente. En même temps, les autres symptômes prennent des allures graves; on voit des bronchites qui revêtent facilement la forme putride, de l'anasarque, de l'anémie extrême, des vomissements incoercibles, des hémorrhagies multiples (epistaxis, hématuries, hematémèses) constituées par un sang *sirop de groseille* presque incoagulable, défibriné en un mot, et déjouant toute thérapeutique. Pareille situation se passe de commentaires. Le cas est désespéré.

De toutes ces considérations, il ressort que le laitage est une pierre de touche précieuse pour relever le point exact de la maladie et surtout en pressentir la curabilité.

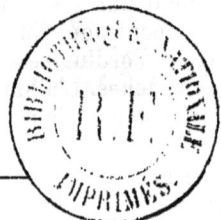

Vichy, imprimerie Wallon.

62

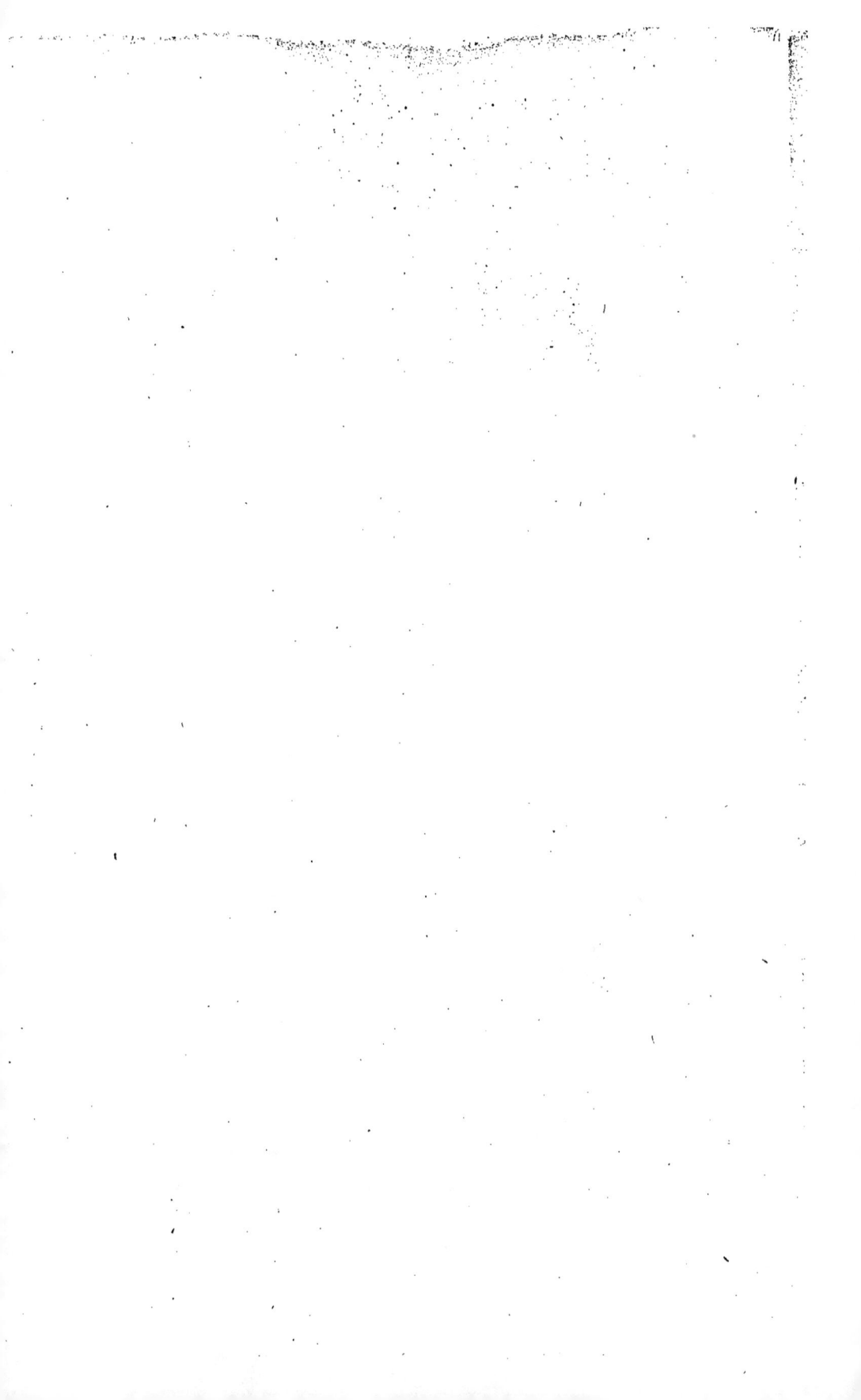

www.ingramcontent.com/pod-product-compliance
Lightning Source LLC
Chambersburg PA
CBHW070747210326
41520CB00016B/4616